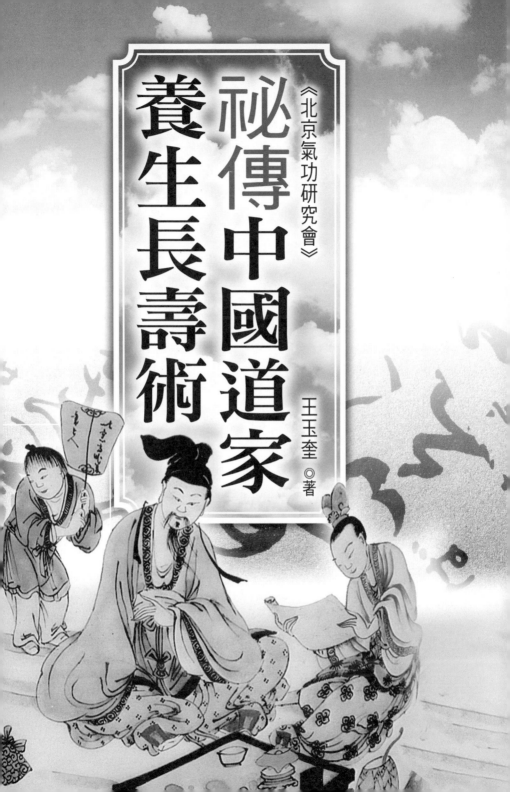

《北京氣功研究會》

祕傳中國道家
養生長壽術

王玉奎 ◎著

序言

　　氣功在我們華夏這塊古老文明的大地上已衍延了數千年，其勢至今不衰，顯示著它超凡的生命活力。人類的進步和日益增長的社會需求，使氣功這個「國之瑰寶」重放金輝，燦爛奪目。在我國，從大江南北到長城內外已形成了相信氣功、學練氣功、研究氣功的「氣功熱」；同時，我們的氣功也被國際上有識之士所矚目。氣功給社會、給人類帶來了難以估量的效益和影響。

　　實踐證明，修煉氣功可以祛病強身、延年益壽、開發智能、健美形體，是一門探索人體生命奧祕的科學。近年來，多學科對氣功的綜合研究進展已表明「氣功態」的存在，「氣」的實在性，以及「意」與「氣」的相互作用，大量的科學數據也驗證了「氣」是一種存在於宇宙之中的物質。儘管目前對練功中呈現出的種種奇特景象尚不能做出透徹且完全地解釋，但其神奇的效應和作用卻是不容置疑的。國務委員陳希同在給北京氣功研究會的提詞中曾言簡意深地指出：「神祕推氣功，氣功不神祕；立志齊探索，疑義終將析。」

　　北京氣功研究會作為全大陸最早創立的一家氣功科學研究組織，率先向揭開人體生命奧祕這一重大科學課

題進行了腳踏實地的探索。經過歷時十年的努力，發掘並整理了38套氣功功法，進行了大量的臨床應用實踐和科學實驗活動，取得了可喜的成就。氣功的研究和普及給病患帶來了福音，給千家萬戶送去了歡聲笑語，受益於氣功的人與日俱增。

《北京氣功研究會普及功法叢書》中所收入的氣功功法，是從北京氣功研究會幾十種功法中精選出來的。這些功法在多年的推廣實踐中深受群眾歡迎，臨床證明既有防病祛病、強身健體、延年益壽的突出效果，又不會出現偏差，適合男女老幼修煉。這套叢書也是研究氣功者不可缺少的資料。

我們獻給讀者這套叢書裡的各種功法，書稿作者都是北京氣功研究會具有豐富經驗的氣功師。每個功法都由作者做了精心的修改，並由北京氣功研究會功法委員會和宣傳委員會劉治邦、范欣等氣功老師認真編校。

願這部叢書能贏得讀者的喜愛，並從中獲得強身健體的效益；願氣功界的同仁在研究和不斷開拓的進程中攜手並進。

北京氣功研究會祕書長

范 雲 江

前 言

　　邊治中先生所傳授的養生長壽術是中國古代道家健身、防病治病的寶貴文化遺產之一，其功效有獨特之處尤其對性機能衰弱的療效是醫藥所不能與之相比的。

　　中醫認為人到中老年的時候，真原之氣日漸衰弱，抗病能力也隨之衰弱起來，疾病就會不斷發生。即所謂：「邪之所湊，其氣必虛。」人體靠藥補、食補均是次要而被動的；重要而主動的措施則是選擇適合培育中、老年正氣和腎氣的運動進行鍛鍊，這是極為關鍵重要的。

　　養生長壽術恰好是以增強腎功能為主的功法。它是古代道家歷行的全身性柔性長壽術。其歷史悠久，內容豐富，尤適合中、老年人和體弱者。此種功法不分季節和天氣變化，不需特定場所的設備和條件，隨時隨地可練，且練之有效，確係廣大人們治疾病、健身長壽的良好功法。此功法在香港等地亦有很大聲譽。

筆者親受邊老師教誨、指導和培育，得其精髓，受益匪淺。此功雖然側重於腎，對其它臟腑及全身關節的整體鍛鍊亦有良效，而且未發生一例出偏者。

　　實踐證明，養生長壽術確是中華民族之瑰寶。因此吾願繼承和發揚這份珍貴的文化遺產，將邊老師親自傳授的養生長壽術中六節功法介紹給同道和讀者，以提高人們的體質；亦希望能進一步研究，以達精益求精。

目
錄

Contents

目錄

Contents

一、養生長壽術歷史來源

距今四、五千年的遠古時候，彭祖被傳說為壽仙。先秦道家名著《莊子‧刻意》就道出彭祖長壽的奧祕，說彭祖是採用「吹呴呼吸，吐故納新，熊徑鳥申」的辦法達到長壽的。可見，三、四千年前的古人已探索到一些養生長壽的辦法了。到春秋戰國時代，道家、儒家、法家等諸子百家在總結前人經驗的基礎上，形成了各自一套養生長壽的理論和方法；其中，道家的一套影響尤其遠大。中國第一部醫學經典《黃帝內經》就是參照道家的經驗寫成的。

揭開中國的歷史可以發現，許多帝王、士大夫皆崇尚道家。唐太宗替道士王遠之在茅山造太平觀。玄宗李隆基不僅在皇宮內興建太清觀，而且在其就位之後大興道教；自稱夢中看到老子，醒來畫出真容，分送天下各州所開之觀安置，令當時男女道士莊嚴迎接。真像到後，行道七晝夜，朝廷給錢作設齋行道的費用，又賜錢給親王、公主，以至全國文武百官、兵士，令假日酒食宴會，表示慶賀。唐、宋著名文學家中有不少是信道教

的，其中李白篤信尤深，以謫仙人自居；蘇東坡則是晚年學道；韓愈也是道家的忠實信徒。

中國道家研究養生長壽已有2000多年的歷史，積累了豐富的經驗。過去許多人認為道家的養生術不科學，因此不予重視。然而在民間卻仍然流傳著一些行之有效的養生功法。

近些年的實踐經驗說明，有許多被人們斥之為「糟粕」而予以拋棄的東西，隨著現代科學和現代醫學的發展，正在得到驗證、發揚，重新恢復其生命力。道家的經驗中不少是我們至今還沒有認識的極其寶貴的東西，值得去發掘、學習和研究，古為今用，造福於人類。

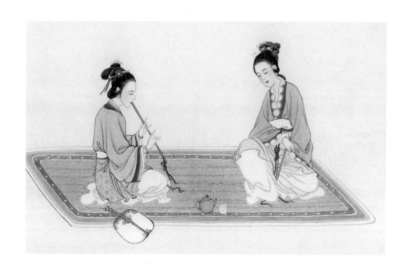

道家談長生不老，力求個人生前適意求樂。而且主張「我命在於我，不在於天。」意思是可以通過修煉獲得長生。那麼，怎樣達到長生不老，道家無疑做過許多探索。燒煉金石以求長生，自魏、晉、南北朝至隋、唐時代，不少帝王、名士皆以服石為時尚，違反科學，因而死者累累。是不是道家所採取的辦法一無是處呢？當然不是。失敗是成功之先導，道者們吸取了失敗的教訓，便開始對人及動植物的生理、生態做更深入細緻的觀察研究，特別是與醫家的合流，使眼界更加開闊了。許多著名的醫家如葛洪、陶弘景、孫思邈等都是著名的道士，而道家也要兼修醫術，所以每個道士或多或少都懂得一些養生治病的方法。

　　如此眾多的道友，如此漫長的歲月，而且專以長生不老為目的，自然會探索到一些切實可行、合乎科學的祛病強身、延年益壽的辦法。如著名道家兼醫家孫思邈活到一〇二歲。帝王、士大夫們花天酒地，仍能健康生活幾十年，大概也是得益於道士們的法術。而道士們也因此而身價百倍，得以共享榮華富貴。因此中國許多名山勝水、幽雅之地都被道士們建造的宮觀占據了。

　　既然道士們研究養生長壽法術能夠得到如此實惠，從他們自身的利益出發，自然要求壟斷，對外保守祕密。效果越好的法術，保密愈加嚴格。至於皇室學練這些法術，也是不能公開的。

所謂「宮闈禁地」，每日酉時之後，連宰相都要退避。若洩露其中祕密，不免有殺身之禍。所以皇宮保密更加森嚴，一般人是難以窺見的。

不過世界上沒有不透風的牆，雖然保密森嚴，由於各種原因，道家內部的這些養生長壽術，其中有些還是通過各種渠道流傳到民間。對於民間流傳的這些養生長壽術，我們今天應該當作一份珍貴的文化遺產而加以研究。當然有些法術可能失傳了，或者正處於失傳之中。

現在介紹的這套長壽術就是快要失傳的一種。就其作用看來，可以祛病強身，還精補腦。

可見這套功法的來源久遠，很像歷史上記載宮闈內祕練的那些養生長壽術。

這套養生長壽術原是全真道教華山派內高層道長祕傳單授的，可以說是該派道教的一種鎮山之寶。凡接受傳典的人，必須是具有所謂仙骨道緣的正門弟子，立誓上不傳父母，下不傳兒女。隨著時間的流逝，修煉此法的道士先後去世了。有幸的是還有一位曾獲真傳的華山派虛道士邊治中先生隱居北京。

二、功法傳人邊治中先生

　　邊治中先生已是古稀之年，但看去仿若四、五十歲的樣子，精力旺盛，氣力過人。同齡人見到他，無不羨慕。邊治中先生有這樣好的體魄，當然是與他修煉養生長壽術有關的。

　　邊治中先生是如何接受真傳的？原來邊先生家住山東濟南玄帝廟的毗鄰。該廟一道長年過八旬，擅長氣功治病，祕練養生功法，遠近聞名。幼年時的邊先生對道長十分尊敬，雖然家裡並不富裕，卻時常奉獻供品，又主動替道長做事，相處融洽，致成深交。道長見他羸瘦體弱，卻有一顆忠厚孝順之心，認為他有真心道緣。於是便破例教授他一些養生長壽功法。而他用心學練，進展很快，短時間內，竟成了一個身體異常健壯的人。

　　「七・七」事變發生之後，他參加了抗日活動，被日本憲兵追捕。於是經道長介紹，隨一道人來到北京，隱身於和平門內長生觀。該觀道長精通道家祕傳養生長壽功法。因為長生觀與玄帝廟同屬全真道教華山派，兩

地道長關係甚密。道長見他為人誠懇老實，仗義疏財，又有玄帝廟道長鼎力推薦，於是正式舉行儀式，收他為徒，賜道號「智中」，從此成了虛道士邊治中。繼而接受真傳，學會了該教祕不外傳的養生長壽術。自此以後，他四十年如一日，練功不輟，終於練就了如此健康的體魄，經受住生活途程中的變化與波折。

邊治中先生雖然列身於道教，但卻能結合現代科學的成就，對道家祕傳養生長壽術的術理進行深入探討。而且近年來毅然公開祕傳，向病弱者教授功法，使許多身患各種疾病卻醫藥無效的人恢復了健康，使衰老者重度芳華，這種精神尤為可貴。

當今世界著名的生物學家牛滿江教授獲悉邊治中先生修煉的養生長壽術有不可思議的奇特功效，會晤邊治中先生，並親自觀看和學練了功法，共同探討了功法的術理。二年後，來北京時，又為邊治中先生的養生功法題字，一再肯定養生功法是當前千百萬男女急切尋求的，防止衰老、抗病防癌的方法。因此我們將這套道家祕傳的養生術加以整理，選其精華，編成一套簡便易學的功法，奉獻給讀者，使中華民族這一寶貴遺產能為人類造福，同時酬答牛博士的一番好意。

三、道家祕傳養生長壽術的特點

　　人的身體最美好的年華是完成青春發育時期。這時精力最充沛，體態最優美，肌膚豐滿細嫩。許多人在此時走向生活，人生的事業剛剛開始，在社會上還未站穩腳跟，沒有地位，不得不將精力集中在事業上。以後經過一、二十年的努力，事業成功，在社會上受人尊敬，可以享受更多的人生樂趣了。然而此時，人已開始衰老，身體發胖或者枯萎乾瘦，精力不足，食欲下降。性機能衰退、高血壓、心臟病、糖尿病、腎結石、前列腺炎、陽痿、遺精、早泄、陰道肌肉鬆弛、子宮息肉、癌瘤……等一系列中老年易患的疾病接踵而來，影響了工作，也給本來幸福的家庭生活帶來了一片陰影。

　　有些朋友雖然經過多年的努力，可惜未遇良機，事業上還需要再奮鬥一番。但是由於身體的衰老，力不從心。還有些朋友年輕有為，可是身體的第二性特徵發育不理想，男子缺少發達的肌肉，女子乳房欠豐滿，沒有青春時期應有的風采和充沛的精力，深感遺憾。

　　有什麼辦法可以較持久地獲得和保持青春時期的姿

容和活力，延緩衰老，袪病延年，恢復並增進性生活能力呢？古往今來，多少人都在關心這個問題，都在探索健康長壽的方法。吃藥當然最簡單，然而療效顯著，適用於每個人的「長生不老」之藥至今還未找到。

有人提出：「生命在於運動。」所以，當前世界盛行體育療法，提倡跑步、踩腳踏車、爬山、打球、游泳等較長時間的肌肉訓練和耐力運動。但是，有些人的心血管及呼吸功能不適應這些激烈的運動，因而引起心慌、氣短、呼吸困難等症狀，運動變成了一件辛苦的事。如果運動不得法，還會損傷身體。所以運動員和體力勞動者亦難免早衰、早亡。而且參加運動還需要場地和時間，很多人都不具備這些條件。

那麼，有沒有簡單易行，人人都可以做得到的鍛鍊辦法呢？下面將向您介紹道家祕傳養生長壽術。

道家有各種派別，其修煉的養生長壽功法各有千秋。現介紹的是道家華山派正門清教親授的一種祕功真傳。這套養生術是一種動靜雙修的功法，其特點是著重做功於「下丹」。這是本功的精華所在，也是此功區別於其它養生功法唯一獨特的地方。

為什麼要著重修煉下丹呢？原來道家華山派所指的「下丹」就是中醫所說的「腎」。

中醫認為：腎是先天之本，元氣所寄。人的生長發育和衰老與腎氣的關係極為密切。腎氣旺盛就不易變

老，變老的速度緩慢，壽命也就長；反之，腎氣衰，變老就提前發生，變老速度也快，壽命也就短促。發生衰老的最根本原因是腎氣虛衰，所以中醫特別注重對腎的保養，尋找了許多藥物用以補腎，如人參、鹿茸、海馬......等名貴的藥材；甚至直接用動物的生殖器官製成藥酒，如市面上流行的至寶三鞭酒。

有人就中醫所指的腎進行過專門的研究，認為中醫的腎與現代醫學所指的「下丘腦─垂體─性腺系統」密切相關。現代醫學認為：人的生殖器官（性腺系統）分泌性激素。性激素對人體各器官的發育及維持其正常活動起著重要作用。內分泌失調，尤其是性激素分泌減少，便會導致人的衰老。

所以世界著名老年學家蕭根德認為：如果若干年之後，人們能調節人體的荷爾蒙（激素）和神經系統，便能使人的青春期延長五十年，壽命可達二百歲，

據文獻記載：中國道家在十一世紀便已在人尿中提取相當純淨的性激素結晶，用以治療糖尿病等由於內分泌失調引起的疾病。這一成就比現代內分泌學專家所取得的同樣成就早了八百年。

一八八九年曾一度被稱為「內分泌學之父」的法國醫學家布朗·塞卡在他七十二歲的時候做過一次試驗，

他把狗或豚鼠的睪丸提取物注射到自己體內（皮下注射1毫升，持續2周），發現體力和精力都顯著改善達四周之久，聲稱得到了「返老還童」的奇妙效果。

現代有人用雄性激素和雌性激素，加上維生素，製成「老年丸」，以延緩衰老。

目前在市場上出售各種「荷爾蒙」化粧品，就是在化粧品內加入性激素，使其滲入皮膚，從而加速皮膚細胞的新陳代謝，得到細嫩白皙的效果。

蘇聯的伏羅洛夫則提出：用移植年輕猿猴的睪丸到人體內，可以延長壽命和返老還童。

然而，以上提出的各種嘗試——吃藥、打針或異體器官移植也許能獲得一定的效果，但不能說是最理想的方法。因為每個人的健康狀況、身體發育、生理功能、生活習慣、營養條件千差萬別，而人體內的各種激素亦需要有一個微妙的平衡；用藥不當，必然會產生不良的效果。

據最近西德的醫學研究報告認為：人的肝臟常常不能分解藥丸中所包含的合成荷爾蒙，因而導致膽道阻塞，引起黃疸。異體移植更是危險。殊不知人體本身乃是一個最佳的荷爾蒙製造廠，最理想的辦法還是通過人體自身進行調節。

道家祕傳的這套養生術就是通過一定的做功法，增強人的內分泌器官，尤其是性腺器官的機能，使其根據身體的需要自行調節內分泌；亦即是中醫所說的壯腰健腎，從而開闢了一條延緩衰老的新途徑。

　　學習道家祕傳養生術無需廣闊的場地，就在你的臥室，甚至你的辦公桌旁都可以進行。其功法簡單易學，運動量不大，但功力到家，老少皆宜。尤其適合於因性機能衰竭而身體衰弱者。只要每天早晚修煉十五分鐘，堅持數日，即有成效。若長期修煉，其效果更佳。

四、道家祕傳養生長壽術的功效

　　道家祕傳養生術對身體的作用是多方面的，有待我們進一步深入研究。根據目前的實踐經驗，比較突出的有以下三種奇效。

（一）強腎健身

　　中醫認為人體各臟腑器官都需腎來濡潤和溫照。因此腎在人體內居相當重要的位置，故有「腎為先天之本」的說法。房勞過度，傷腎耗精，導致早衰早亡，因而提出「青壯者節欲，老年人絕欲」即房事不能過勞，要惜精如命。

　　現代醫學對這個問題研究較少。國外有人曾對性交後兔子的腦垂體前葉進行過細胞檢查，發現垂體前葉功能減退。其結論自然與中醫相仿。然而性是夫妻生活的重要組成部分。所以道家認為人欲不可都絕，陰陽不交，則致壅塞之病，任性肆意又損年命，唯有得其節控之可以不損。道家祕傳養生術通過對性器官的甩、擠、

摩、捂、兜等動作調節內分泌，促使性激素的產生，從而有效地增強了性機能。

根據實踐經驗，練此功不單可以防治男性陽萎、早泄、遺精、前列腺炎和女性陰道鬆弛、性不感等病，而且能延長性交時間。

（二）健美嫩膚

人到中年，身體便漸漸發胖。肥胖的身體不但缺少美感，而且還會引起高血壓、心臟病、糖尿病等，以致影響壽命。為了減肥，有人吃減肥藥，有人節食。這些辦法破壞新陳代謝的平衡，是不可取的。

也有人採用大運動量或體力勞動以消耗體內脂肪。這種辦法固然可以收到暫時的效果，但當你停止運動時，不僅又會體態如前，而且超負荷的體力活動也會給其它臟器，特別是心臟帶來損害。

要治療肥胖，首先應從引起肥胖的根源著手。按現代醫學觀點認為：人之所以在二、三十歲時體態最優美，是因為人在這個時期性激素分泌旺盛。所以男子背闊腰圓，女子乳房隆起，肌膚豐滿細嫩。隨著年齡的增長，性激素分泌下降或紊亂，能量消耗減少，脂肪堆積增加，形成大腹便便。

因此，若想減肥，大多數患者應從調節內臟腺體的

激素分泌著手。道家祕傳養生術恰好通過增強生殖器官機能，使性激素的分泌旺盛。而性激素能使體內脂肪減少和重新分布，從而起到有效的減肥作用。

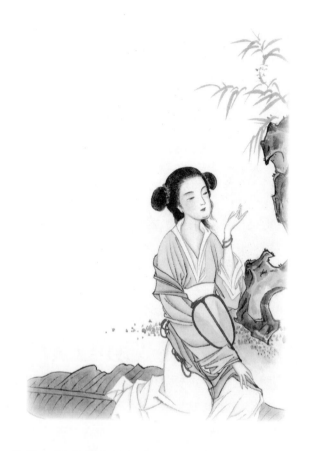

此外，這套養生術的運動量分配於全身的肌群，尤其集中在運動腰腹部，促使儲積在大網膜的脂肪消耗；而胸腹的運動又增強了胸胃的蠕動及血液循環，使腹

脹、便祕、失眠等現象獲得改善，對減肥也起到了促進作用。道士為什麼給人的印象都是清瘦的呢？無疑與其修煉的獨特功法有關。

有些人雖不胖，但是太瘦了也不好，缺少豐滿細嫩的肌膚，顯得形容枯槁，大多數也是由於內分泌功能減弱或紊亂所致。若修煉這套健身術，內分泌得到調節，各器官的活動得到改善；尤其是在性激素的作用下，小膚也會隨之而恢復青春，得到健美的效果。

（三）祛病延年

人體自身就有抗病能力，也就是現代醫學所講的機體免疫功能。美國病理學家沃爾福德扼要地報告老年的常見病，均與機體免疫系統機能減退有關；而機體的免疫機能卻又與人的內分泌有密切關係。

如前所述，道家祕傳養生術能調節人的內分泌，自然會使機體免疫機能增強，有效地防止疾病的發生。實踐證明，凡常練此功的人，一般體健神足，食量增強，四肢靈活，思想敏捷，很少得病。至今還沒有聽說過練此功的人患癌瘤而夭亡者。

所以，此養生術確有祛病延年的功效。當代世界著名的生物學家牛滿江教授對之極為推崇，認為這是——「人體生命的科學」！

五、「回春功」的功理、功效

（一）最大限度的吐故納新

　　新鮮空氣對人體的益處眾所周知。「回春功」第一節採用腹式深呼吸，鍛鍊、增強橫膈肌。據測量橫膈肌的活動範圍，每增加一公分，肺活量可擴大250～300cc，若經過半年至一年的鍛鍊，橫膈肌的活動範圍可增至四公分。

　　回春功在做深呼吸時，全身放鬆，引體向上，屈身向下做橢圓形的運動，可使大腦皮層處於保護性的抑制狀態，中樞神經得到調整平衡，有節制地開放全身平時閉鎖的毛細血管，大大利於體內細胞交換氣體，最大限度地排出體內濁氣，吸入新鮮空氣。

　　由於身體吸入的新鮮空氣增強，滯留濁氣減少，細胞代謝增強，迅速修復受損傷的細胞，整個身體的健康狀況便會得到改善。一般人做此呼吸動作之後會頓時覺得精神暢快。心臟病人練此功，心絞痛、期前收縮的症

狀會漸漸減退，臉色也會變得紅潤而有光澤。

（二）調節內分泌機能，改善性激素分泌

道家認為人體有七個命宮，大致同於現代醫所講的松果體、腦垂體、甲狀腺、腎上腺、性腺等器官。這些器官主管人的內分泌腺體產生的激素（荷爾蒙）對生命的作用，早為醫學界所公認。這些激素是促進身體各器官生長發育，並維持其正常狀態的重要因素。內分泌腺體機能下降，內分泌紊亂，便會導致身體發生各種病變，加速人的衰老。

對於內分泌失調而引起的病變，回春功是採取獨特的運動形式，輕微震動體內各種內分泌腺體，使其恢復並增強其功能，自體調節激素的分泌，從而達到治病強身的目的。

回春功的全身抖動，巧妙地對內分泌腺體起到震動和刺激作用，所以在抖動之後，會有一種全身舒服、暢快的感覺。

在人體內各種激素之中，性激素的作用尤其重要。性激素分泌減少或失調，必然會導致陽痿、早泄、前列腺肥大、女性陰道肌肉鬆弛、肥胖或形體衰敗，甚至息肉、癌瘤等一系列病症，

回春功第一節深呼吸時，男子自然微收腎囊，女子

微收子宮；回春功第二節全身抖動，男子腎囊前後上下悠動，女子體內震動子宮、卵巢；回春功第三節左右轉肩，男子牽動睪丸，女子摩擦陰道，牽動子宮、卵巢。這些動作對調節性激素的分泌，都有重要作用。

實踐經驗證明：許多性機能失調復得的人，大都得益於這些動作。此外，回春功三節動作的過程中，都會不同程度地刺激腰椎部位的交感神經，而交感神經是控制勃起的關鍵。交感神經得到鍛鍊而健壯，也有助於性機能的恢復和提高。

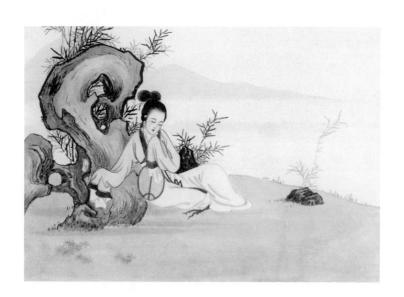

（三）促進腸胃的蠕動，　改善消化器官和泌尿器官功能

　　腸胃功能好壞對身體的健康影響甚大。許多人因消化不良、胃滿腹脹、便祕、腹瀉而十分苦惱。中醫認為脾胃虛弱是引起衰老的重要原因之一，故增強腸胃功能十分必要。

　　回春功三節動作，使腸胃進行三種不同方式的蠕動，有利於增強腸胃的吸收功能，加速食物糞便的通過，使有害物質不致滯留腸道過久而為患。同時隨著腸胃蠕動，滯留於腸胃的腐敗、有害氣體被排出體外，胃滯、腹脹便隨之消失，便祕、腹瀉也會好轉，由腸胃毛病而引起的病症亦會得到改善，更可預防痔瘡及腸道癌瘤的發生。所以凡練此功的人都會有腸胃道舒暢的感受。

　　三節回春功動作不只對腸胃有良好的保健作用，對泌尿器官也有明顯的保健作用。腎和膀胱隨著做功而微微顫動，可增強其功能，減少有機體的沉積，預防結石的產生，控制排水的神經也得到調整。故有些患尿頻的人，吃藥、打針無法治癒，改練回春功，短期內便有良好的收效。

（四）使氣血經絡暢通，有利於祛邪扶正

中醫十分重視氣血經絡的暢通。凡有淤滯，必然致病。所以中醫說：不通則痛。有些婦女痛經，不少是由於血流通不暢所致。回春功的三節動作使軀體作柔性圓形或弧形的運轉，而且全身放鬆，關節經絡都得到活動，大大有利於氣血經絡的暢通。加上上面所說的身體吸入新鮮空氣增加，內分泌得到調節，腸胃和泌尿器官功能增強，可以使身體的健康狀況大為改善。

按中醫的說法就是歸順內臟，增元氣，順天水，活血化淤，祛邪扶正。故此，長練此功的人都可享受體健神足，減少或免除病痛的折磨。

六、養生長壽術的六勢功法

（一）一勢　回春功

此功有回春之力，故曰：「回春功」。男稱「悠腎囊功」，女稱「順陰功」。

☐ 預備式

全身直立，雙腿分開，兩腳距離與肩同寬，兩臂置於體側，雙手自然下垂，全身肌肉放鬆，目光平視，排除雜念，以使思想入靜。（圖1）

☑ 起勢

深呼吸，先吸後呼。吸氣時，腳跟提起，胸部展開，使小腹鼓起；呼氣時，小腹微收，兩膝順勢

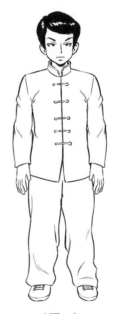

〈圖 1〉

屈曲，腳跟落地，使肺胃濁氣從口排出（圖2）。鼻收口呼，連續呼吸16次。

③ 全身抖動

深呼吸後，約停一分鐘。全身放鬆，保持正直，雙臂仍垂於兩體側，兩膝稍屈，然後使整個身體做上下彈性顫動。此時男子雙腎囊在空檔中前後微微擺動，女子玉門微開。手指略彎，伸直可覺脹感。照此抖動一分鐘，約164次。（圖3）

注意：抖動時，雙乳、全身肌肉、牙關和臟腑器官皆須有震動感覺方為正確。

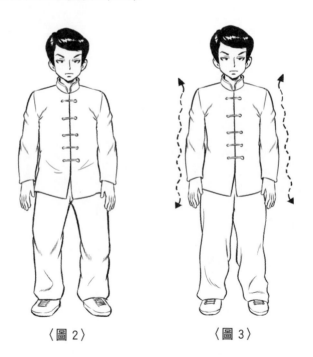

〈圖2〉　　　〈圖3〉

④ 左右轉肩

抖動之後兩腳同肩寬，平行站立，身體重心放在前腳掌上，雙膝微屈，全身放鬆，嘴自然微微張開，兩臂下垂。然後交替轉動兩肩肩頭。肩頭轉動方向是：先左肩提起，向前、向上、向後、向下畫一圓周。

與此同時，右肩由後往下，向前、向上畫一圓周。左右兩肩交替協調運轉共十六次（圖4）。轉肩時，要用身體帶動肩，用肩帶動臂，使上體不停地扭動，擠壓五臟六腑進氣排濁。（圖5）

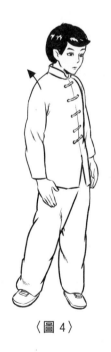

〈圖4〉

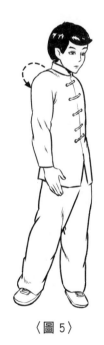

〈圖5〉

注意：練功者在轉肩過程中，不必主動呼吸。練習一階段後，在安靜的環境練功時，會聽到肺部呼吸的呼呼聲；由於做功時腸胃的蠕動，還會打嗝、排氣（放屁）。初練功者做轉肩動作時，以自感柔和適度為宜，不可用力過大、過猛；但轉肩畫圓定要圓滿；待動作熟練、身體適應後，可逐步將圓盡力畫大為佳。

5 作用

回春功的作用在於吐故納新，歸順內臟，暢通氣血，袪邪扶正，增元氣，順天水。學練此功，不但為做其它功法打下基礎，而且對治療肩背痛、胃滿腹脹、婦女痛經以至增強體質、減肥健美，均有功效。初學者應反覆練習，每日2次，每次3～5分鐘。

（二）二勢　上元功

此功有增強元氣的作用，故曰「上元功」。其特點是做功時用兩腿擠壓外生殖器，所以又稱「擠腎囊功」，或「擠腎陰功」。

1 預備勢

與回春功的預備勢相同。（見圖1）

② 起勢

　　左手慢慢提起，手心向上，五指略分，沿胸前正中線由下而上運行，運至胸前時右手開始跟行，左手繼續向左前方運展，目光隨手轉移，左手到頂點，但不伸直臂，然後翻掌，成海底撈月勢下行。左手上行的同時，左腳尖沿地運經右腳內側，虛步畫弧，向左側伸出落地屈膝，前後兩腳相距約60公分。軀幹隨之向左轉動，身體重心移至左腿。右腿隨身體左轉，右腳跟微提，成左腿弓步，右腿半弓。雙腿根部內側相應緊扣，使腎囊有輕微的擠壓感。以上為左側動作。（圖6～9）

　　接著做右側動作：軀幹從左轉向右，右手順勢向右前方進展，左手從下向上跟行，右手運展至頂點後翻掌，成海底撈月勢下行；與此同時，兩腳方向從左轉向右，成右腿弓步，左腿半弓，雙腿根部內側緊扣，至此完成右側動作。（圖10～14）左右兩側動作相同，方向相反，交替進行，各做八次，共十六次。

　　注意：全身肌肉放鬆，切勿僵硬，兩手動作交替要連貫自然，不要中途停頓。此功關鍵在於兩大腿根部在運轉時向內靠，使其擠壓外生殖器。此勢動作按其幅度及體勢下蹲的程度區分為大、中、小三種運動量進行。中老年人或初學者一般可練小、中勢；青年人可練強度高的大勢（但必須由小、中勢開始）。女性月經期、孕期忌練。

③ 作用

　　起勢後兩臂自然彎曲，能夠暢通雙臂脈管，活順氣血，增進骨節肌肉彈性，防治脈管炎。因功法動作直接牽動並刺激內關、外關、手三里、曲池、肩髃、環跳和天宗等眾多穴位，對防治半身不遂、老年性髖胯關節病和肩周炎以及腎虧引起的腰背痛均有較好療效。男性揉擠腎囊，促使睪丸健壯，增強其機能，以防疝氣、精索曲張和睪墜。女性揉擠陰戶可防治陰戶鬆弛，加強蠕動，提高排濁能力。

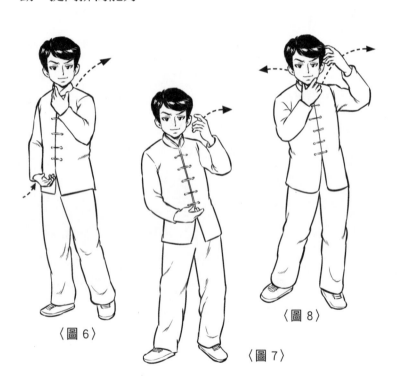

〈圖6〉

〈圖7〉

〈圖8〉

祕傳中國道家養生長壽術

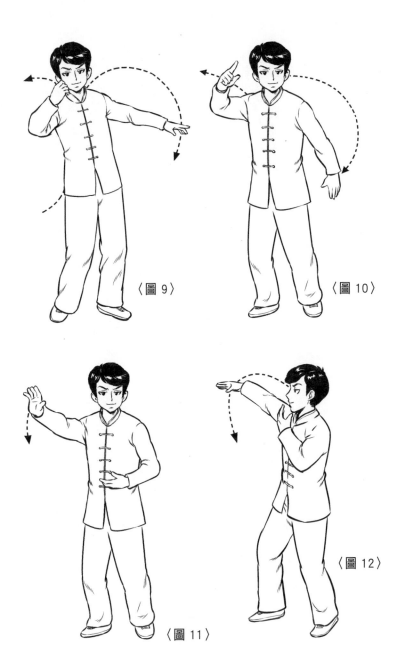

〈圖 9〉

〈圖 10〉

〈圖 11〉

〈圖 12〉

第六篇　養生長壽術的六勢功法

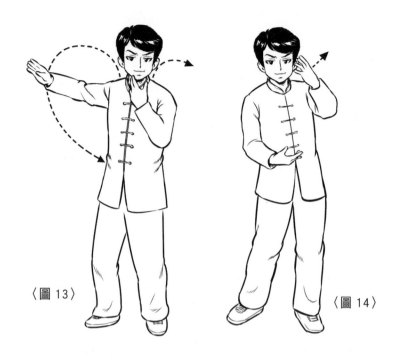

〈圖13〉 〈圖14〉

（三）三勢　八卦形功

此功特點是：雙手在體側畫弧，其軌跡形似「八卦」，故曰：「八卦形功」。

1 預備勢

與回春功相同。（見圖1）

② 起勢

雙手自下而上抬起，成抱球勢，與肩平。雙膝稍屈（圖15）。左手繼續向上運行至頭頂上方，右手向右下方運行，右臂成弧形彎於身後。身體向左轉45度角，上身正直，左腿弓步，右腿半弓。（圖16～17）

接著，右手在右體側畫「八卦」。畫法如下：右手從體側右下方，同前、同上運行，到頂端翻掌向右，畫一整圓，復歸原位。然後右手沿著所畫圓的垂直直徑，從下而上畫一S形（圖18～20），至此便完成了畫「八卦」的動作。當右手畫完S形運至頂端時，翻掌經下向前畫圓，右腳順勢向前邁出一步，右腿前弓，左腿半弓（圖21）。當右手畫圓至頭頂上方時，左手向左下方運行（圖22）。跟著，在左體側面畫「八卦」，畫法與右手相同，但方向相反（圖23～26）。當左手完成畫「八卦」動作，運行至頭頂上方時，右手從頭頂上方向右下方運行，右腳順勢後退一步，左腿全弓，右腿半弓，開始做第二次畫「八卦」動作。（圖27～28）

兩手交替進行，不得停頓，左右各做功8次，共16次，歷時約1分鐘。

注意：此功沿地進行。左右換功時，身體重心要後移。手畫S形要力求準確，凡遇翻掌動作時，皆挺胸、抽臂、縮肩。兩手動作的同時，身體要相應柔動，互相配合，使全身肌肉都在轉動。

③ 作用

　　此勢動作廣泛涉及全身各部位的穴位，雙手不停地運行轉動，使肩井、肩髃和頸部充分運動，直接刺激人迎、天突、缺盆、風池、風府、大椎諸穴，對防治神經衰弱、頭暈頭痛、中風與腦血栓等病症效果較好。而雙手畫Ｓ形動作對於雙脅、乳根等觸動較大，可防治肋膜炎、心肌炎、乳腺炎，甚至可預防乳腺癌瘤的發生。抽臂翻掌動作，強烈牽動後腦枕骨，可使大腦清醒，開竅增智，補腦功效尤佳。

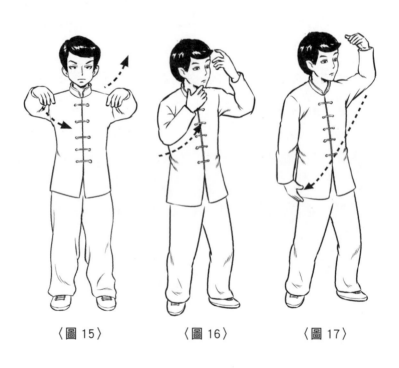

〈圖 15〉　　　　　〈圖 16〉　　　　　〈圖 17〉

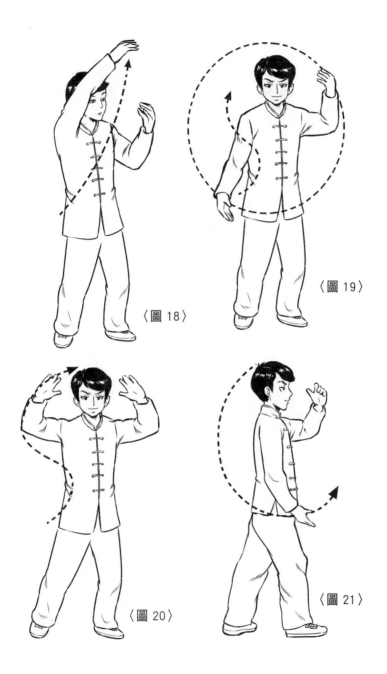

〈圖 18〉

〈圖 19〉

〈圖 20〉

〈圖 21〉

第六篇　養生長壽術的六勢功法

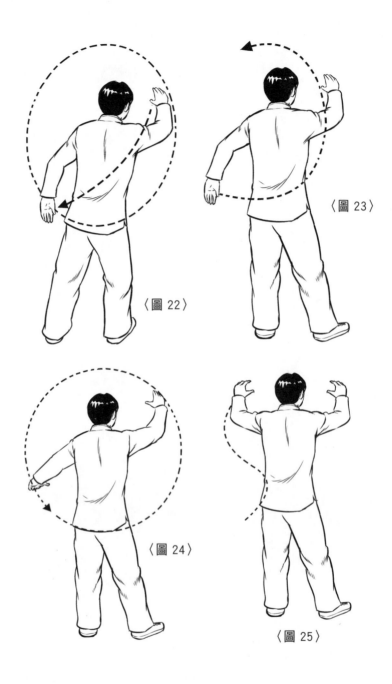

〈圖 22〉

〈圖 23〉

〈圖 24〉

〈圖 25〉

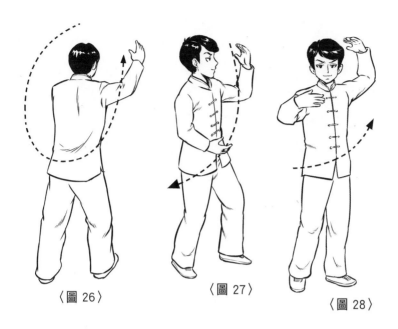

〈圖 26〉　　　　〈圖 27〉　　　　〈圖 28〉

（四）四勢　龜縮功

　　此勢做功時，重點動作是縮肩伸頸，形如龜狀，故曰：「龜縮功」。又因此功兩手移動的軌跡是多個圓，其狀如環環相套，所以又名「復環功」。

① 預備勢

與回春功相同。（見圖1）

② 起勢

兩臂向前抬平，兩肘微屈（圖29），左手向下畫半圓至小腹外，手心向上，兩手成抱球勢。（圖30）

身體重心移至右腿。軀幹前傾，微向左轉。左腳向左方邁出半步成弓步，右腳後蹬伸直，腳不離地。與此同時，左手向前方伸出，曲腕，手指成水平，右手向右下方按下，拇指觸在胯部，成奔馬勢。（圖31）

左手向外翻掌，抽臂後拉，左肩頭相應由上向後，向下轉動，然後左手曲臂於左胸前。接著右肩帶動右手，從右下方向前畫半圓，曲臂置於右胸前。上體後仰，收腹，弓腰，縮頸，形如龜縮。（圖32～34）

向後轉肩落肩（圖35），雙手往下，向前，向上畫大圓至胸前，向後轉肩落肩（圖36～39）

雙手再向上，向前，向後畫大圓。（圖40～41）

雙手運至腹前時，向後轉肩落肩。（圖42）

雙手重複做（圖36～41）的畫圓轉肩動作一次。當雙手回至腹前做轉肩落肩（即圖42）動作後，軀幹向右轉，雙手成抱球勢（圖43～44），身體重心移至左腿，右腿虛步，並向前邁出半步，成奔馬勢（圖45），開始做右側動作。

右側動作同左側，但方向相反。

左、右側動作交替進行，共做4遍。全勢的結束動

作是身體向左轉，自然收功。

注意：兩手畫圓時，頭頸部舒展隨手運行，動作不可太快。一定要注意肩、頸、腰的配合。畫圓之後收臂時，頸、胸、腰、腹成5形方為功力到家。

③ 作用

鬆弛腿、臂、腰、腹等部位肌肉群，削減皮下肥厚的脂肪，可防治肥胖引起的老年性半身不遂和糖尿病。雙肩、雙肘相對運轉，可擴展胸圍，對防治肺病、氣管炎和促進體形健美均起妙效。上下頭頸伸縮，可調節大腦中樞神經，有益於防治腦血管疾病。

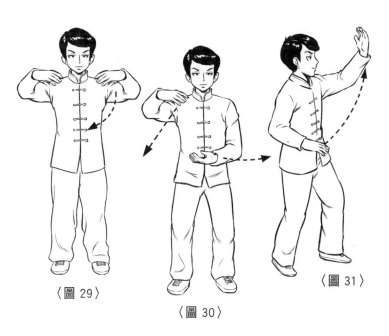

〈圖 29〉

〈圖 30〉

〈圖 31〉

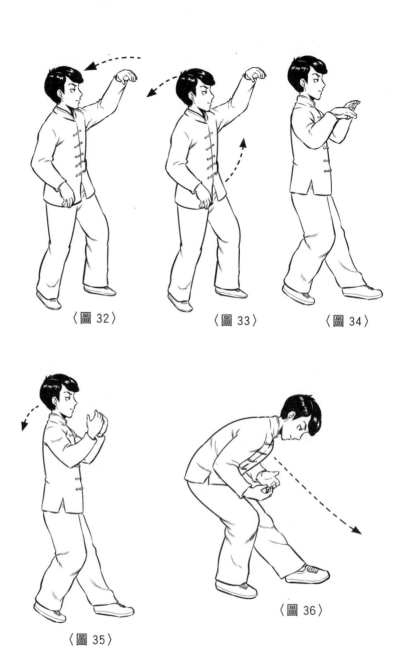

〈圖 32〉　　〈圖 33〉　　〈圖 34〉

〈圖 35〉　　〈圖 36〉

祕傳中國道家養生長壽術

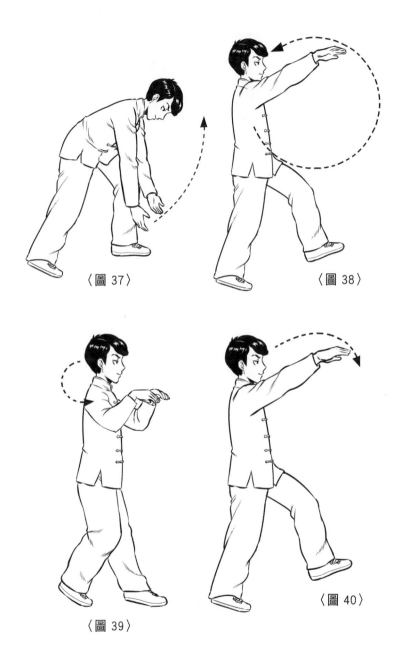

〈圖 37〉

〈圖 38〉

〈圖 39〉

〈圖 40〉

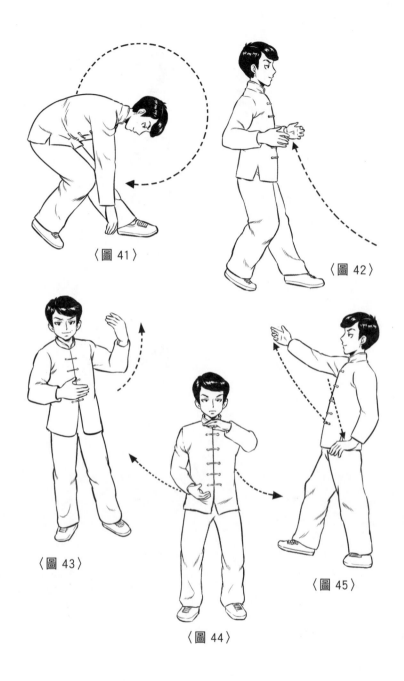

〈圖 41〉

〈圖 42〉

〈圖 43〉

〈圖 44〉

〈圖 45〉

（五）五勢　龍游功

練此功時，軀體扭動形如蛟龍出水，捲屈層出，故稱：「龍游功」。又因做功時兩手在體前、體側，上、下、左、右移動的軌跡是三個連續的圓，其狀如環，所以又稱「三環功」。

1 預備勢

雙腿內側緊貼，兩腳併攏，踝相靠，兩手五指併攏，置於體側。收下頦，面含微笑，意念青春。（圖46）

2 起勢

上臂夾緊，屈肘合掌於胸前（圖47）。合掌向左側倒，右掌在上，左掌在下，右肘抬起。頭、上體向左側傾，臂右擺（圖48），合掌雙手向左上方伸出，經頭頂右側畫圓至胸前，變成左手在上，右手在下，手指向前。雙手畫圓的同時，臂部由右向左擺動，再由左擺回至正中位置，並微屈膝，屈髖，使身體重心有所降低。（圖49～50）

這時雙手已畫完第一個圓。接著雙手向左側下方畫半圓至腹前正中位置，右手在上，左手在下，五指向

前。與此同時，臂部向右側擺，再從右擺回至正中位置，繼續屈膝屈髖，使身體重心較前又有所下降。完成第二個向下畫的半圓。（圖51～52）

兩手繼續向右側下方畫半圓至腿前正中位置，左手在上，右手在下，手指向前。

同時，臂部又向左側擺，再從左回擺至正中位置，身體重心再下降至半蹲的最低位置，完成向下畫的第三個半圓。（圖53～54）

以上完成由上而下畫圓的動作，下面開始做由下而上的動作。

動作接前，兩手合掌向左側上方畫半圓至腹前，繼續保持左手在上的姿勢，同時臂部向右擺，再從右回擺至正中位置，身體重心有所升高，完成向上畫的第一個半圓。（圖55～56）

兩手繼續向右側上方畫半圓至胸前，右手在上，左手在下，手指向前。同時臂部向左側擺，再從左回擺至正中位置，身體重心繼續升高成直立，完成向上畫的第二個半圓。恢復起勢動作。（圖57～59）

至此，全部完成做功1遍的動作，雙手合掌從上至下共畫了三個連續的圓，臂部從左至右來回擺動6次。照此連續做功4遍。此功最後收勢是：合掌雙手畫完三個圓回到胸前後，繼續向左上方畫半圓，運至頭頂上方，然後垂直下落至胸前，雙手自然放下。（圖60～

61）

注意：雙手畫圓要準確，勿走捷徑；腿、髖隨手畫圓上下屈伸，臂部移動掌握重心的高低。初練者腰部擺動要小，防止扭傷；久練後，腰部力量加強，手臂畫圓可以加大。做功時身體重心前移，置於腳掌上。

③ 作用

此功主要活動軀幹部位，便督脈得到調順，並可防治脊椎的骨質增生。老年人練此功，可保持腰直不彎；婦女練此功尤其理想，可避免腰腹肥大，骨盆肌鬆弛，使腰肌柔韌靈活，體形健美。

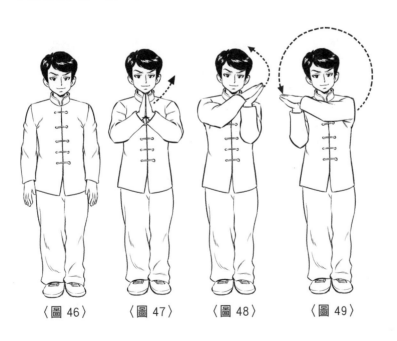

〈圖 46〉　　〈圖 47〉　　〈圖 48〉　　〈圖 49〉

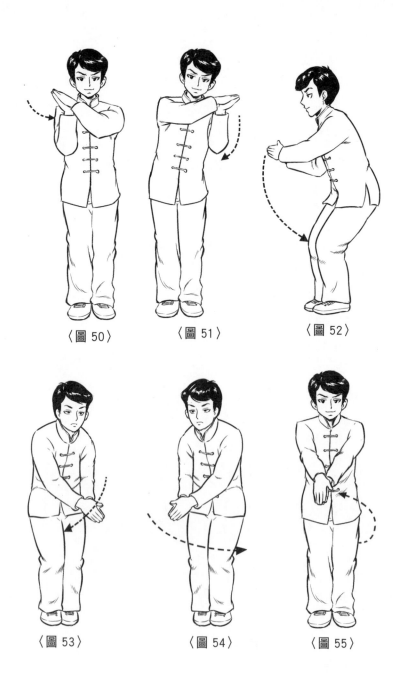

〈圖 50〉　　　　　〈圖 51〉　　　　　〈圖 52〉

〈圖 53〉　　　　　〈圖 54〉　　　　　〈圖 55〉

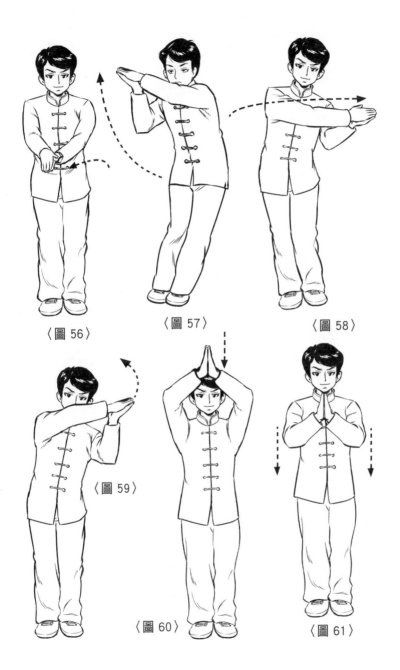

〈圖 56〉

〈圖 57〉

〈圖 58〉

〈圖 59〉

〈圖 60〉

〈圖 61〉

（六）六勢　鳳凰展翅功

此功姿勢如鳳凰展翅高飛，回眸俯視。故曰：「鳳凰展翅功」。又因此功的作用能緩解練前功時引起的身體感應，所以又稱「大順功」。

1 預備勢

與回春功相同。（見圖1）

2 起勢

兩臂向前抬起成抱球勢，右臂在上，左臂在下（圖62），兩手上下運臂，手背相對。然後左手向左上方伸展，翻掌，手心由上轉為向下；右手向右下方伸展，翻掌，手心由下改為向上。與此同時，左腳向左橫開半步，轉體成左弓步，身體重心移至左腿，回首俯視，成左展翅勢（圖63～65）。然後左右手回收，兩手背相對，身體重心開始右移（圖66）。右手向右上方伸展，翻掌，手心由向上轉為向下；左手向左下方伸展，翻掌，手心由下轉為向上。與此同時，轉體成右弓步，身體重心完全移至右腿，回首俯視，成右展翅勢（圖67～68）。

左、右各做功4次，共8次。

注意：呼吸要舒徐、勻暢，動作緩慢，轉體換手應柔和連貫；雙腿根部在轉體時要擠褶，身體和臂在舒展時可有輕微顫動。

③ 作用

鳳凰展翅實為收功，主要是使身體在練過前面激烈的幾勢後，逐漸趨於緩和，轉入常態，進入尾聲。因而此功有調神理氣，恢復平靜的作用，對初學者尤為必要。

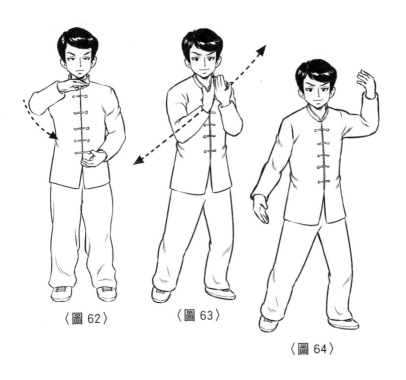

〈圖62〉　〈圖63〉

〈圖64〉

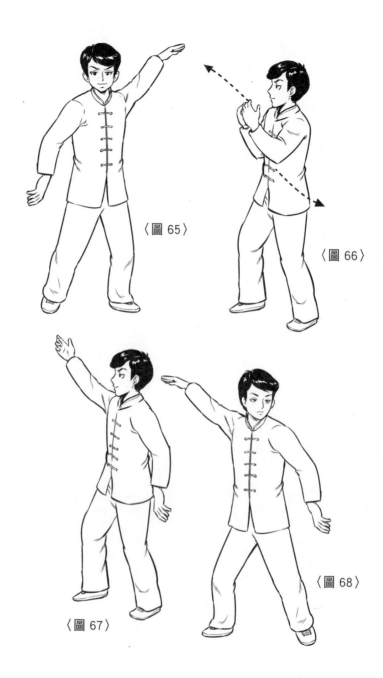

〈圖 65〉

〈圖 66〉

〈圖 67〉

〈圖 68〉

七、練功須知

　　學練養生長壽術動作並不複雜；但要準確無誤，則需要參照功法功理，多練幾遍，越練越能體會出其微妙和精華之處。

　　養生長壽術的六個勢子，是邊治中先生多年的練功經驗，並有所發揮的結晶。通過熟練，取得療效後，可結合坐功動靜相兼的練習，在人生中更為重要。

　　這套功法有大、中、小三種姿勢，快、中、慢三種速度，其運動量分配在全身關節，尤其集中在腰、腹部，側重脾、腎功能的加強。

　　一般練功者不必每次都要練完所有功法，只要根據各勢的作用，對照自己的身體狀況和自身體會，選練其中幾勢即可。

　　每天練功二次，每次5～15分鐘，最多不超過20分鐘。睡前練功最佳。練功後身體舒適為度，以後可按照個人狀況而適當增加。只要掌握要領，下定決心，立定信心，堅持練下去，即可收到意想不到的奇效！

八、袪病延年二十勢

王子平　原著
吳誠德　整理

練袪病延年二十勢需要注意以下事項：

一、要發揚對人生的樂觀主義，充分調動病員的主觀能動性，加強為戰勝疾病而堅持練功的信心。

二、練功要求持之以恆，它是一種逐步收效的療法，凡能堅持鍛鍊的都能有很大的好處，俗語說：「百日一小成，千日一大成」。所以要有信心、決心以及恆心。

三、練功動作可適當選擇，嚴格掌握循序漸進的原則。動作逐步增加，次數由少則多，時間由短到長。外傷練功時以不加劇疼痛為標準，內傷以胸腹舒暢，精神愉快為度。

四、練功時要思想集中，動作速度要慢，掌握動中求靜的精神。呼吸要均勻自然，部分動作逐步做到腹式呼吸（氣沉丹田）。

五、每日鍛鍊二次，早晚各半小時至一小時，初練者可按自己身體情況來決定。總以不很疲勞，不過分勉強，而覺得鍛鍊後身體舒適，血脈流動通暢，呼吸自然為主。

六、練功應選擇空氣清新的地點，室內外均可。前人要求「避風如避箭」要注意適應四時的氣候。注意保暖，鍛鍊前可脫去外衣，如體弱怕冷或天氣嚴寒時可練幾勢再脫，練好後立刻穿上。

七、對待慢性病要樂觀，不要有急躁的情緒，要保持心情舒暢。

八、要注意「飲食有節」與「勞逸適度」。祖國醫學認為，「胃氣旺則五臟受益，胃氣傷則百病叢生」，所以強調按時定量地進食，適當注意營養。一般來說不要過飽，過偏，老年人應以素淨為主，通過練功消化功能會增強、增進食欲。

以是祛病延年二十勢圖勢及說明。

（一）山海朝真──吐故納新

1 預備姿勢

兩腳分開與肩寬相等，左手覆在右手上，雙手疊放小腹部，手心向內。

② 動作說明

每個動作重複6～36次，各式同。

①深呼吸，先緩緩吸氣。

②再慢慢吐氣。呼吸要自然，深長，逐漸做到腹式呼吸，中醫講的「氣沉丹田」；全身要放鬆，頭宜端正，不宜下垂，眼睛自然閉上，舌尖輕舐上顎，集中思想練功，排除雜念。

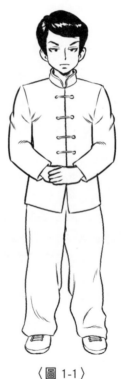

〈圖 1-1〉

（二）幼鳥受食

1 預備姿勢

兩腳開立，兩臂下垂在兩腿側。

2 動作說明

①屈肘上提，兩手掌與小臂相平，提至胸前與肩平，掌心向下。

②兩手掌用力下按至兩臂接近伸直為度。動作要慢，呼吸要均勻自然，屈肘上提時吸氣，下按時呼氣，不可進氣。練功療法要求意識、動作、呼吸三者的密切結合。是導引與吐納結合起來的以動為主，動靜結合的鍛鍊方法。上提時肩部用力，下按時手掌用力，肩部盡量放鬆。

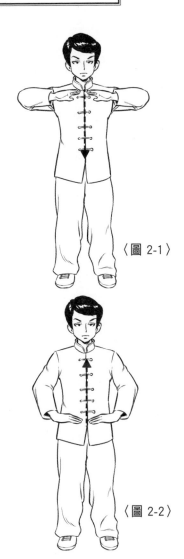

〈圖 2-1〉

〈圖 2-2〉

（三）大鵬壓嗉

① 預備姿勢

兩腳開立，左手覆在右手上，掌心向裡，放在胸部。

② 動作說明

①兩手相疊，自左向右輕按、胸部及上腹部，上下左右回旋。

②兩手相疊，自右向左輕按胸部及上腹部，上下左右回旋。

③再以臍部為中心在下腹部作同樣按摩。每一呼吸兩手輕輕按轉回旋一周。頭微抬，眼稍向上看，上身挺直。

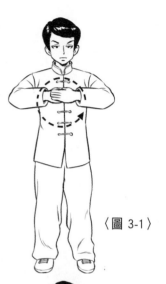

〈圖 3-1〉

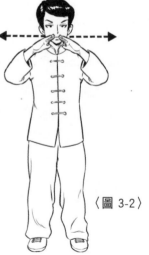

〈圖 3-2〉

（四）左右開弓

1 預備姿勢

兩腳開立，兩掌橫放在眼前，掌心向外，手指稍屈，肘斜向前。

2 動作說明

①兩掌同時向左右分開，手掌漸握成虛拳，兩前臂逐漸與地面垂直，胸部盡量向外挺出。

②兩臂仍屈肘，兩拳放開成掌，還原時含胸拔背。分開時吸氣，還原時呼氣；拉開時兩臂平行伸開，不宜下垂，肩部及掌指稍用力，動作應慢，逐漸向後拉，使胸挺出，肩胛骨夾緊。

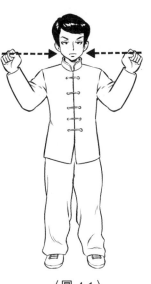

〈圖 4-1〉

（五）雙手舉鼎

① 預備姿勢

　　兩腳開立與肩寬相等，兩臂屈肘，雙手虛握拳，平放胸前高與肩平。

② 動作說明

　　①兩拳逐漸鬆開，掌心向上，兩臂柔和地向上直舉，眼隨兩掌上舉而向上看。

　　②兩手逐漸下降，下降時掌漸握成虛拳，手指稍用力恢復預備姿勢。上舉時吸氣，下降時呼氣。

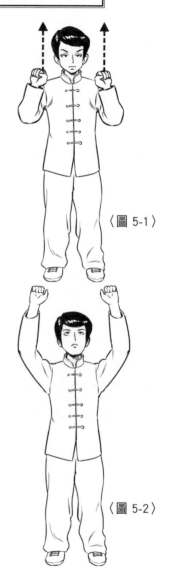

〈圖 5-1〉

〈圖 5-2〉

（六）摘星換斗

1 預備姿勢

兩腳開立，兩臂下垂。

2 動作說明

①左臂屈肘向上提起，掌心向外，提過頭頂，左掌橫於頂上，掌心向上，上舉時如向上攀物狀，盡量伸展，眼隨手轉，足跟微提起。右臂同時屈肘，右掌掌心向後，自背後上提，手背貼於後腰部。

②左掌自頭頂向側方成弧形下垂左臂垂直後再屈肘，掌心向後，自背後上提，手背貼於後腰部。右掌同時自背後下垂，右臂垂直後再屈肘由身前向上提起掌心，向外，提過頭頂，右掌橫於頂上，掌心向上，上托時吸氣，下垂時呼氣。

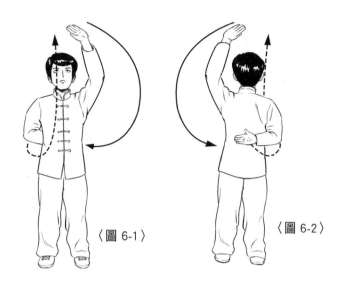

〈圖 6-1〉　　　　　　〈圖 6-2〉

（七）前伸探海

1 預備姿勢

兩腳開立，雙手叉腰。

2 動作說明

①頭頸前伸並側轉向左前下方，眼看前下方約2公尺處似向海底窺探一樣。

②還原。

③頭頸前伸並側轉向右前下方，眼看前下方。

④還原。轉動時吸氣，還原時呼氣。

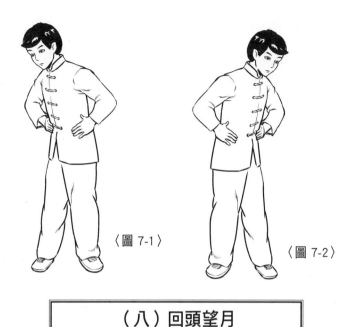

〈圖 7-1〉

〈圖 7-2〉

（八）回頭望月

1 預備姿勢

同上。

2 動作說明

①頭頸向左後上方盡力轉，眼看左後上方，似向天空看望月亮一樣。

②還原。

③頭頸轉向右後上方。

④還原。轉動時吸氣，還原時呼氣。頸部慢慢轉

動，轉動時需稍用力，轉回時需慢慢轉回。上身及腰部不要轉動。轉動時下頷微向內收。

（九）風擺荷葉

1 預備姿勢

兩腳開立比肩稍寬，兩手先摩擦手掌、手背，隨後叉腰，拇指在前。

2 動作說明

①兩手用力向下按摩，從腰到尾骶部、臀部。

②腰部自左向後、右、前做回旋動作。再改為自右向後、左、前回旋。兩腿始終伸直，膝部勿屈，用手托腰部，不要太用勁，回旋的圈子要逐漸增大，上體伸直，少搖動。

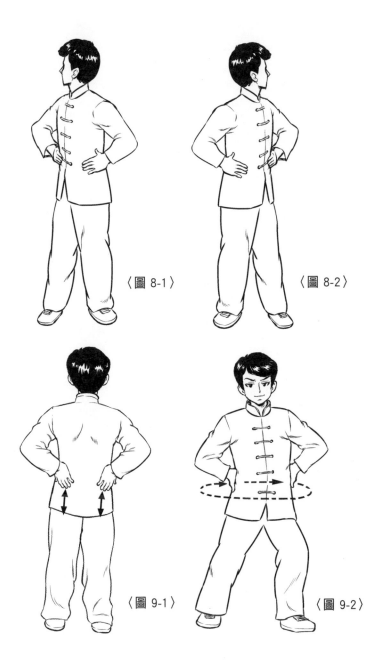

〈圖 8-1〉

〈圖 8-2〉

〈圖 9-1〉

〈圖 9-2〉

（十）轉腰推碑

① 預備姿勢

兩腳開立比肩稍寬，兩臂自然下垂。

② 動作說明

①向左轉體，右手成立掌向正前方推出，臂與肩平，左手握拳，抽至左腰際抱肘，頭向後轉，眼看左後方。

②向右轉體，左手變立掌向正前方推出，臂與肩平，手掌伸直，右掌變拳，抽回右腰際抱肘，眼看右後方。手掌推出時吸氣，手掌收回時呼氣。動作要緩慢。手腕稍用力，臀部不要僵硬，兩腿立定不動。如患者在開始轉動時覺得很痛，應該不過分勉強而採取很輕、很慢的轉動，經過相當時期的鍛鍊，自會由很痛轉為不很痛而達到不痛的目的。

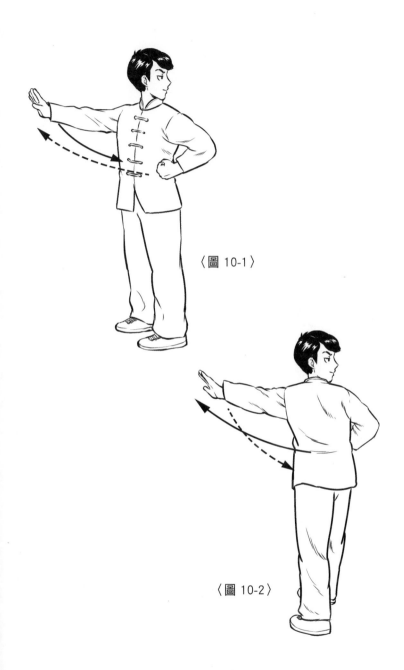

〈圖 10-1〉

〈圖 10-2〉

（十一）掌插華山

1 預備姿勢

兩腳開立，比肩稍寬，兩臂下垂。

2 動作說明

①左手伸向前方，左掌向左攟回腰際抱肘；右掌向正左方伸出（如用刀插物狀），身體向左轉，成左弓步，右腳跟著地。

②同①方向相反。眼看插出的手掌，手向外插出的動作稍用力伸展，使臀部筋膜得到牽伸。

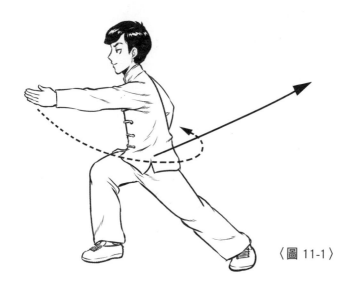

〈圖 11-1〉

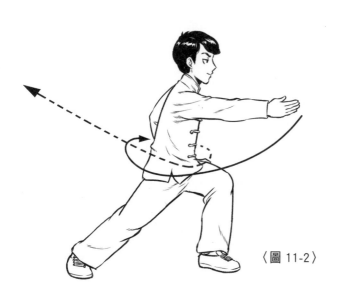

〈圖 11-2〉

（十二）白馬分鬃

1 預備姿勢

兩腳開立，兩手交叉於腹前。

2 動作說明

①體向前彎，眼看兩手，上體抬起兩手交叉舉至頭頂上端，上舉時如向上攀物狀，盡量使筋伸展、身體挺直。

②兩臂向兩側分開，恢復預備姿勢。雙目一次看左手，一次看右手。

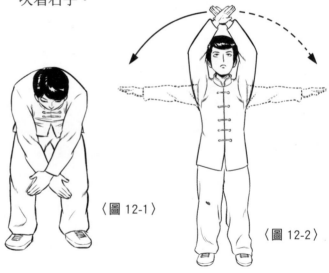

〈圖 12-1〉

〈圖 12-2〉

（十三）鳳凰順翅

1 預備姿勢

兩腳開立比肩稍寬，兩手下垂。

2 動作說明

①上身前彎，兩膝稍屈，左手向左上方撩起，頭亦隨向左上轉，眼看左手，右手虛按左膝。

②同①方向相反。頭部左轉或右轉時吸氣，轉回正面時呼氣。轉動時不要用勁。手臂撩起時動作要慢，手按膝是虛按，不要用力。

（十四）巧匠拉鑽

1 預備姿勢

兩腳開立，兩手抱肘。

2 動作說明

①兩腳向左轉，以腳掌碾轉，並屈膝下彎，右膝抵住左小腿，左拳在腰際抱肘，右拳自右腰際隨上身向左

轉，向正左方伸出，手臂與肩平。

　　②同①方向相反。轉動時要慢、穩、呼吸自然。老
年人可在鍛鍊一個階段後再加練本式。

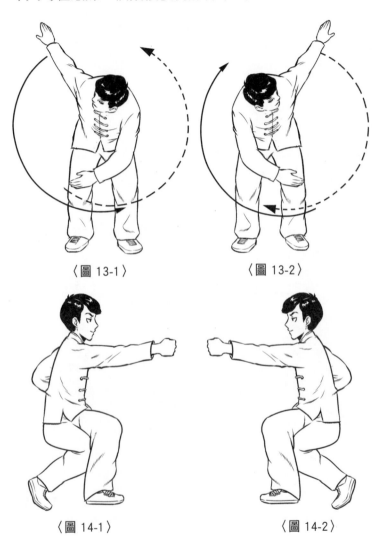

〈圖 13-1〉　　　　　〈圖 13-2〉

〈圖 14-1〉　　　　　〈圖 14-2〉

（十五）雲手轉體

1 預備姿勢

兩腳開立比肩稍寬，兩手下垂。

2 動作說明

①左手抱肘，右手成立掌向左方推出，左腳尖向左轉，上體隨右掌推出向左轉。

②左拳變掌，向左伸出，兩手先上再由右方繞環伸至前下方後，仍回左方；左手仍收回抱肘，右手仍立掌；上體隨兩掌向上時後仰，向右時右傾，向前時下彎，向左時左傾，左掌改抱肘時，上體回向正左方。連續轉兩圈。

③右掌收回腰際抱肘，左拳改立掌，向右方推出，右腳尖向右轉，上體隨左掌推出向右轉。

④同②方向相反。每呼吸一次，兩手輪轉一次，動作要慢，眼看兩手，兩腿直立，膝部勿屈。

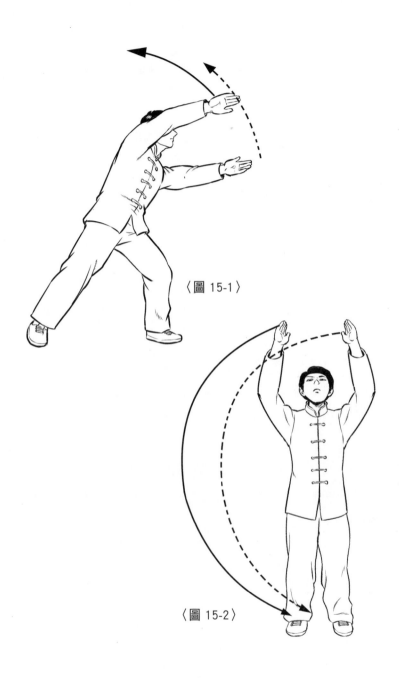

〈圖 15-1〉

〈圖 15-2〉

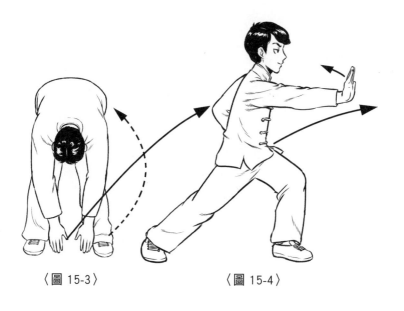

〈圖 15-3〉　　　　　　〈圖 15-4〉

（十六）左右下伏

1 預備姿勢

兩腳開立比肩稍寬，兩手叉腰，兩肘撐開。

2 動作說明

①左腿屈膝下彎，右腿伸直。
②還原；
③再右腿膝下彎，左腿伸直；

④還原。身體挺直，眼看前方，兩腳立定，膝部下屈時不必。過分求低，應根據可能逐漸鍛鍊，動作不宜太快。向左右屈膝時吸氣，還原時呼氣。

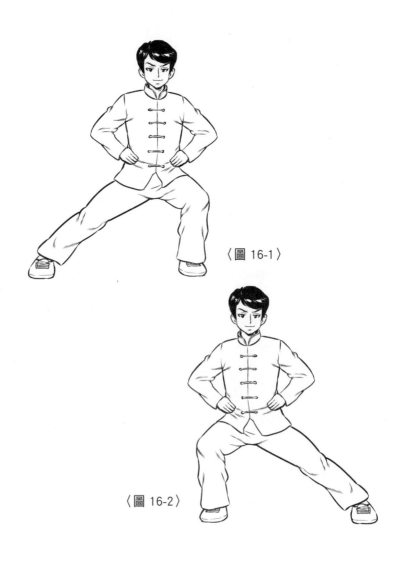

〈圖 16-1〉

〈圖 16-2〉

（十七）白鶴轉膝

① 預備姿勢

立正，腳跟併攏兩膝微屈，身體略向前傾。兩手先按摩膝部，隨後按於膝上，眼注視前下方。

② 動作說明

兩膝自左向前、右、後做回旋動作數次後再改為自右向前、左、後做回旋動作。兩足站穩不動，按膝不要太用勁，頭不必太低。每呼吸一次，膝部回旋一周。幅度可逐漸加大。

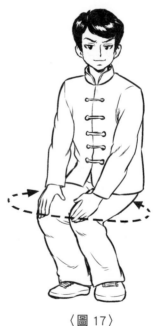

〈圖 17〉

（十八）屈膝下蹲

① 預備姿勢

兩腳開立與肩寬相等，雙手抱肘。

② 動作說明

①兩腿下蹲，盡可能臀部下觸足跟，兩手放開成掌，兩臂伸直平舉。

②兩腿立起恢復預備姿勢。下蹲時吸氣，起立時呼氣；下蹲的程度與次數應根據自己的可能，不要勉強；上身挺直，不要前俯後仰。

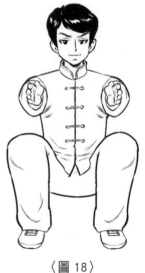

〈圖 18〉

（十九）四面擺踢

1 預備姿勢

兩腳並立，兩手叉腰，拇指在後。

2 動作說明

①左腿提起，大腿平，小腿垂直，左腳再向前踢出，腳尖伸直，腳面蹦緊。

②左腳落地，右腿提起，右腳再向前踢出。

③右腳落地，左腳後踢，腳跟以觸及臀部為度。

④左腳落地，右腳後踢。

⑤右腳落地，左腳向裡橫踢，似踢毽子一樣。

⑥左腳落地，右腳向裡橫踢。

⑦右腳落地，左腳抬起，左腳向外橫踢，亦似踢毽子一樣。

⑧左腳落地，右腳向外橫踢，以上八式分四組進行練習，即先做①，後做②。重複八次後再練③與④。然後再練⑤與⑥。最後練⑦與⑧。向前、向裡、向外踢腿，均以踢平為度。踢起時吸氣，落下時呼氣。踢腿不必過分用力，上身挺直，眼看前方，不要低頭。

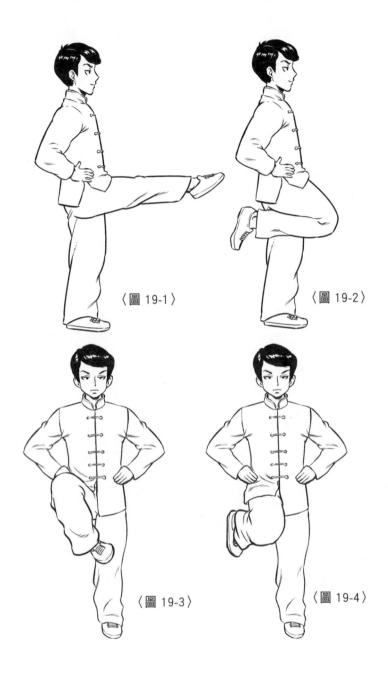

〈圖 19-1〉

〈圖 19-2〉

〈圖 19-3〉

〈圖 19-4〉

祕傳中國道家養生長壽術

（二十）虛實換步

1 預備姿勢

立正，兩手叉腰。

2 動作說明

①左腳前進一步，腳跟先落地。

②右腳再進一步，重心移向右腳，左腳腳跟提起。

③右腳後退一步，腳尖落地，重心移向右腳跟，左腳腳尖提起，腳跟著地。

④左腳腳尖落地，右腳前進一步，左腳再前進一步，腳尖落地。

⑤左腳後退一步，腳尖落地，重心移向左腳，右腳尖提起。每一呼吸上步或退一步，上身挺直，眼看前方或前下方。腳尖腳跟提起時都必須盡可能向上，使小腿肌、跟腱繃緊。

練完以上各種姿勢之後，還須做整理活動（俗稱退火），使身體各部分恢復正常狀態。整理活動分三個部分：一、關節筋骨部分是舒展活動。二、肌肉部分是輕拍放鬆及自我按摩活動。三、頭面部分是自我按摩活動。現分述於下：

一、關節筋骨部分：

①兩手輕輕握拳，輕輕鬆開，兩腕輕輕擺動各七、八次。

②兩臂前後擺動十餘次。

③兩腿輕緩散步，可與第一、二兩手腕鬆動及雙臂前後擺動等動作同時進行，約走幾十步。

二、肌肉部分：

①輕拍、揉捏：先用兩手掌輪換輕拍兩臂的肌肉，自上而下七、八次；再用手指揉捏，手掌按摩兩臂。

②輕拍胸腹：用雙掌分拍胸腹左右，自上而下約七八次。

③輕拍臀部及兩腿：用雙掌輪換輕拍臀部及兩腿內外兩側，亦係自上而下約七、八次。如某處有傷痛時可將次數增加為幾十次。

三、頭面部分：

①手指按摩頭部：用左右兩手除拇指外的四指，分別左右從前額經頭頂向後腦頸後，再回前額，繼續向後輕輕按摩頭部約七、八次。

②手指按摩面部：用兩手的中間三指分別輕輕按摩面部，左手指按摩左面部，右手指按摩右面部，各自面額中部分別向左或向右，從上而下，再由鼻部向上輕輕按摩，循環七、八次。

如果因為時間關係不能做上述整理活動時，即用散

步片刻來代替亦可，最好不要練完後就坐下休息。

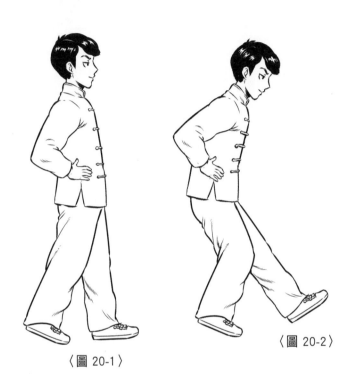

〈圖 20-1〉

〈圖 20-2〉

袪病延年二十勢連續動作

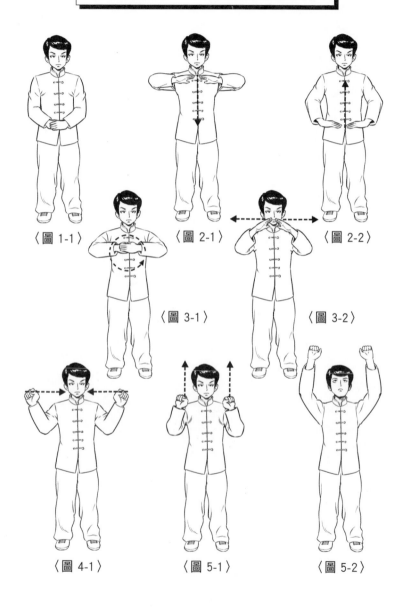

〈圖 1-1〉　　　　　〈圖 2-1〉　　　　　〈圖 2-2〉

〈圖 3-1〉　　　　　　　〈圖 3-2〉

〈圖 4-1〉　　　　〈圖 5-1〉　　　　〈圖 5-2〉

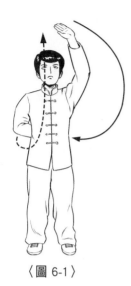

〈圖 6-1〉

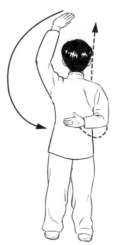

〈圖 6-2〉

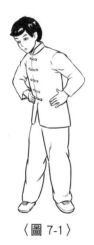

〈圖 7-1〉

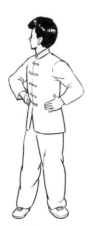

〈圖 7-2〉

〈圖 8-1〉

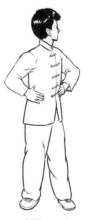

〈圖 8-2〉

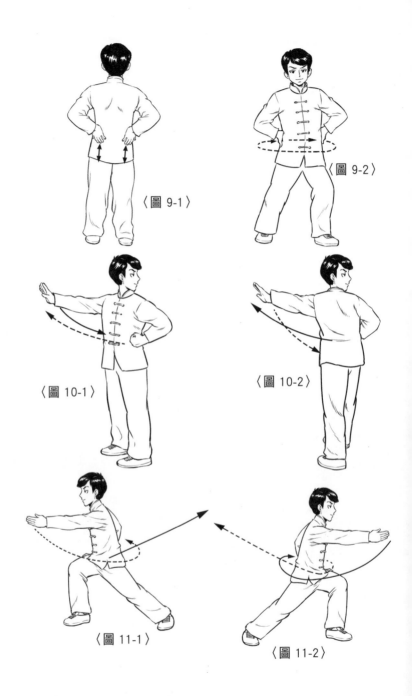

〈圖 9-1〉

〈圖 9-2〉

〈圖 10-1〉

〈圖 10-2〉

〈圖 11-1〉

〈圖 11-2〉

祕傳中國道家養生長壽術

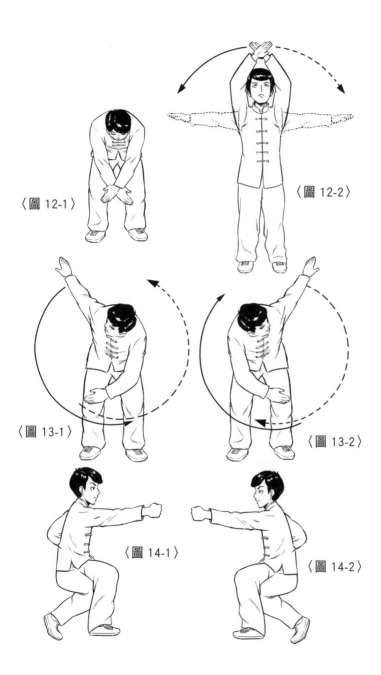

〈圖 12-1〉

〈圖 12-2〉

〈圖 13-1〉

〈圖 13-2〉

〈圖 14-1〉

〈圖 14-2〉

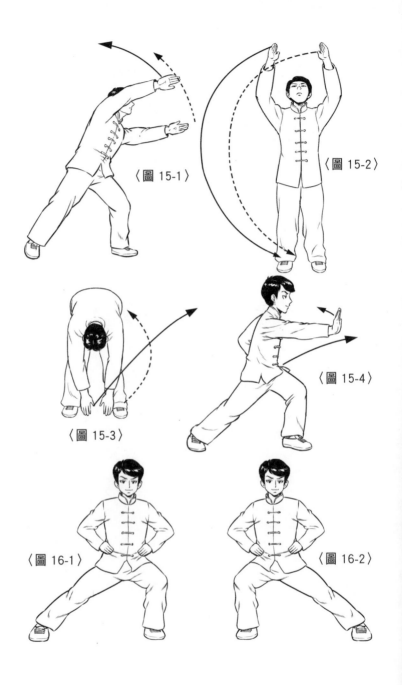

〈圖 15-1〉

〈圖 15-2〉

〈圖 15-3〉

〈圖 15-4〉

〈圖 16-1〉

〈圖 16-2〉

祕傳中國道家養生長壽術

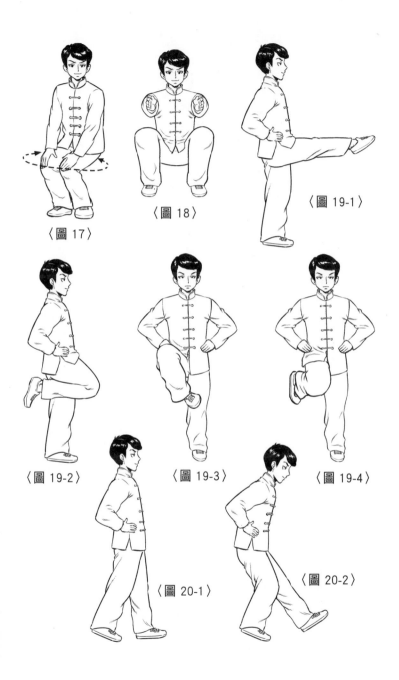

〈圖 17〉

〈圖 18〉

〈圖 19-1〉

〈圖 19-2〉

〈圖 19-3〉

〈圖 19-4〉

〈圖 20-1〉

〈圖 20-2〉

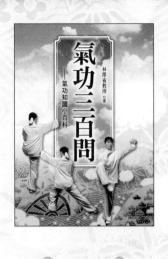

氣功三百問

林厚省教授◎著

NT：360元

◎ 本這是一部有關於「氣功」的知識百科，凡舉與氣功有關的各種疑問與訊息，都一一提出了解答。

◎ 氣功是我國人民長期和大自然環境奮鬥的過程中，總結、整理、提高，逐漸完善起來的一種防病治病、保健強身、益壽延年的鍛鍊方法。聰明的老祖宗，早在幾千年前，就開始探索人的生命運動規律了。

◎ 在商、周初期的銅器上，有些圖像十分生動地描述了古人做『氣功』的各種姿勢。這說明，在文字產生之前，很可能就已經產生了氣功。

◎ 人類要生存下去，就要運用人的全身機能去戰勝大自然加諸人類的種種考驗，以適應千變萬化的大自然環境。人類除了利用大自然的各種有利的條件保存自己以外，要使人的機體適應大自然給人體造成的各種困難、病苦和磨難，這就促使人類認識抵抗疾病侵襲的自身保護的重要性，並提高防病治病的自身鍛鍊能力。

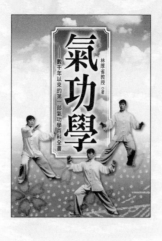

氣功學

林厚省教授◎著

NT：380元

◎ 氣功在我國有悠久的歷史。據考證，早在周代金文（公元前十一世紀～公元前七七〇年）中就有了氣功的記載。不過，當時不叫氣功。戰國初期的文物《行氣玉佩銘》就已記述了氣功的理論與練法。這段記述是刻在一根十二面體的玉柱上。我國現存最早的醫學典籍《黃帝內經》裡已有了關於氣功的描述。從這以後，歷代均有氣功的詳細記載。

◎ 氣功與一般的體育運動有所不同，它不追求短時間的激烈運動，而是有意識地按練功原則練習，慢慢通過調整人體的生理功能發揮作用。氣功的鍛鍊注重於加強內運動，即調整陰陽及人體內部功能，也就是精、氣、神的鍛鍊。

◎ 這部作品將氣功幾千年來的傳承做出了十分完整、有系統的整理說明，也可以是氣功學的百科全書，彌足珍貴！

國家圖書館出版品預行編目資料

祕傳中國道家養生長壽術／王玉奎／編著
-- 修訂一版 .-- 新北市：新潮社，2014.09
　　　面；　公分 . --
　　　ISBN 978-986-316-561-3（平裝）

1.氣功

413.94　　　　　　　　　　　103014034

祕傳中國道家養生長壽術

作　　者　王玉奎

〈企劃〉

益智書坊

〔出版者〕新潮社文化事業有限公司
〔總管理處〕新北市深坑區北深路三段141巷24號4F（東南大學正對面）
電話 (02) 2664-2511＊傳真 (02) 2662-4655／2664-8448
〔E-mail〕editor@xcsbook.com.tw
印前作業：東豪印刷事業股份有限公司

〈代理商〉

創智文化有限公司

新北市23674土城區忠承路89號6樓（永寧科技園區）
電話 (02) 2268-3489＊傳真 (02) 2269-6560

2014年10月　修訂一版　　　　　　　　　　Printed in TAIWAN